L'EFFLEURAGE

DANS

LES SUITES DE PHLÉBITE

par

le Docteur H. HANNEQUIN

ANCIEN INTERNE DES HOPITAUX DE PARIS

MÉDECIN CONSULTANT A BAGNOLES-DE-L'ORNE

PARIS

IMPRIMERIE TYPOGRAPHIQUE JEAN GAINCHE

15, rue de Verneuil, 15

1902

L'EFFLEURAGE

DANS LES SUITES DE PHLÉBITE

DU MÊME AUTEUR :

1° Hérédité veineuse. — Phlébites familiales (en collaboration avec le docteur Hirtz, médecin de l'hôpital Laënnec).

2° Hygiène des Maladies des Veines. — Conseils aux malades atteints de phlébites.

3° Le bain a Bagnoles-de-l'Orne.

L'EFFLEURAGE

DANS

LES SUITES DE PHLÉBITE

par

le Docteur H. HANNEQUIN

ANCIEN INTERNE DES HOPITAUX DE PARIS

MÉDECIN CONSULTANT A BAGNOLES-DE-L'ORNE

PARIS

IMPRIMERIE TYPOGRAPHIQUE JEAN GAINCHE

15, rue de Verneuil, 15

1902

AVANT-PROPOS

Je me suis efforcé, dans cette étude, de faire ressortir tous les avantages que l'on retirait de l'emploi simultané des bains et de l'effleurage dans le traitement des suites de phlébite, emploi simultané qui permet à ces deux agents de donner le maximum de leur action thérapeutique. Employée seule, l'eau de Bagnoles-de-l'Orne donne d'excellents résultats ; mais, dans bien des cas, elle laisse la guérison inachevée, son action légèrement excitante et doucement résolutive semblant s'exercer mieux et plus vite sur des lésions récentes ou sur des tissus déjà modifiés par l'effleurage. Je dis effleurage et non massage, ce dernier terme éveillant, à tort ou à raison, dans l'esprit, la pensée d'une manœuvre dure et brutale, qui doit toujours être bannie. Le mot : effleurage exprime mieux l'idée directrice de douceur et de prudence qui doit toujours guider la main dans les procédés qu'elle emploie pour modifier ou guérir les lésions d'un tissu aussi sensible et parfois aussi prompt à réagir que le tissu veineux.

L'EFFLEURAGE

dans les suites de phlébite

Avantages que l'on retire de l'emploi simultané de l'effleurage et des bains de Bagnoles.

L'eau de Bagnoles-de-l'Orne a été pendant longtemps le seul agent thérapeutique employé à la station dans le traitement des suites de phlébite ; elle doit en rester l'agent principal, mais non le seul. Elle doit en rester l'agent principal, car c'est elle qui a produit ces cures si remarquables qui ont fait sa renommée ; elle ne doit pas en rester le seul, car il existe, à côté d'elle, des moyens adjuvants spéciaux auxquels on est tenté, parfois, d'accorder la première place, tant leur action est efficace et rapide ; aussi, quand l'indication s'en présente, doit-on toujours les associer au bain pour le plus grand bien des malades. Je veux parler de la mobilisation et de l'effleurage, tels qu'on les pratique aujourd'hui dans les suites de phlébite.

J'ai renvoyé totalement guéries des malades arrivées à la station avec de l'ankylose, incomplète, bien entendu, des articulations du genou, du cou-de-pied et du pied, causée par une immobilisation de deux mois dans un appareil. A leur arrivée, ces malades ne pouvaient même pas se tenir debout, il leur était absolument impossible d'exécuter le moindre mouvement, et la simple tentative de le faire provoquait chez elles de vives douleurs. A la fin de leur séjour, les adhérences articulaires étant complètement rompues, les muscles atrophiés ayant retrouvé en partie leurs fibres et leur puissance contractile, elles faisaient un grand kilomètre à pied pour venir prendre leur bain, et cela presque sans fatigue. Il est vrai de dire qu'il m'a fallu jusqu'à quarante-cinq séances de mobilisation et d'effleurage pour obtenir ce résultat ; mais je parle, ici, des cas les plus rebelles, cas que l'eau de Bagnoles employée seule n'aurait jamais pu modifier d'une façon si favorable, si complète et si rapide.

Dans les cas d'ankylose articulaire et d'atrophie musculaire, la mobilisation et l'effleurage s'imposent donc, ils sont d'absolue nécessité; ne pas les employer, c'est se priver de deux puissants modificateurs, c'est prolonger inutilement l'impotence du membre atteint. En faire profiter la malade, c'est se ménager la satisfaction d'une guérison rapide, c'est contribuer à la prospérité de la station dont la bonne renommée grandit avec le nombre des succès obtenus.

Si la mobilisation et l'effleurage sont absolument indispensables dans les cas compliqués d'ankylose et d'atrophie musculaire, ils ne sont pas moins utiles dans les suites ordinaires de phlébite, quand de simples raideurs articulaires limitent les mouvements du membre et rendent la marche pénible et douloureuse, quand l'œdème tarde à disparaître et que les téguments retrouvent trop lentement leur vitalité. En rendant aux muscles atrophiés leurs fibres en partie dégénérées, aux articulations leur souplesse, en facilitant la circulation dans les réseaux superficiels et profonds, en favorisant la résorption des exsudats inflammatoires épanchés dans les tissus et dans le voisinage des vaisseaux, ils contribuent pour une large part à la guérison; ils diminuent notablement la durée de la convalescence. Rien de plus concluant à cet égard que l'effleurage des muscles de la jambe et la mobilisation des articulations du pied toujours plus ou moins ankylosées par l'immobilisation. Pratiqués dès les premiers jours de la cure, ils procurent un soulagement considérable au malade, toujours étonné de constater des progrès si rapides.

Etude comparative du bain et de l'effleurage au point de vue des effets thérapeutiques.

Mais j'entends les réflexions des partisans absolus et exclusifs de l'eau de Bagnoles et aussi celles de ses adversaires, car, le croirait-on, l'eau de Bagnoles-de-l'Orne, malgré ses résultats cliniques si remarquables, a encore ses incrédules et ses détracteurs : « C'est l'eau de Bagnoles qui a guéri vos malades, disent les premiers, votre effleurage était complètement inutile ». « C'est votre effleurage seul qui vous a donné de si beaux résultats, assurent les seconds, c'est lui qui a été le grand guérisseur ; l'eau de Bagnoles n'a aucune action, et comment pourrait-elle en avoir ? Elle est à peine minéralisée, à peine chaude. »

Etudier séparément l'action de l'eau de Bagnoles-de-l'Orne et de l'effleurage dans les suites de phlébite, bien mettre en lumière la part qui revient à chacun de ces deux agents thérapeutiques dans la guérison de cette affection, démontrer que ces deux moyens ne font pas sentir le maximum de leurs effets curatifs sur les mêmes tissus, qu'ils n'ont ni le même mode, ni la même sphère d'action, qu'employés séparément, ils laissent la guérison inachevée, qu'ils se complètent l'un l'autre et que leur association est indispensable si l'on veut guérir rapidement son malade, c'est répondre aux partisans exclusifs de l'eau ou de l'effleurage.

Etudions d'abord l'action du bain.

Le bain n'agit qu'en réveillant les réactions languissantes, insuffisantes ou nulles de l'organisme affaibli qui reprend l'offensive contre la lésion qu'il avait tolérée jusqu'alors, qu'en déterminant une excitation qui, partie des extrémités sensitives cutanées, se transmet par voie reflexe aux centres nerveux, au cœur et aux vaisseaux, ranime le dynamisme de ces organes qui impriment une activité nouvelle aux phénomènes d'échanges moléculaires et travaillent de concert au déblaiement, puis à la rénovation des parties de l'organisme encore envahies par les exsudats inflammatoires ; c'est la sérosité transsudée à travers les épithéliums capillaires situés en amont du barrage formé par le caillot qui disparaît la première, entraînée par le courant sanguin devenu plus rapide. Après l'œdème de cause mécanique vient le tour de l'œdème inflammatoire secrété par les cellules vivantes pour neutraliser l'action nocive des toxines microbiennes, puis enfin celui des exsudats plus denses épanchés dans l'épaisseur des parois vasculaires et dans leur voisinage, exsudats formés, en partie, par des cellules frappées de nécrobiose, en partie par des cellules épithéliales et conjonctives d'origine mésodermique, proliférées, futurs matériaux de réparation ou de remplissage, selon que la lésion se terminera par le tetour à l'état normal des parties atteintes, ou par la formation d'une cicatrice indélébile.

Les modifications produites par le bain sont donc, on le voit, des modifications dues au dynamisme vital ; l'organisme en est l'unique agent, elles se passent dans l'intimité de nos organes et de nos tissus, elles atteignent toutes les cellules qui font partie intégrante de l'être, elles sont lentes, progressives et souvent à peine ébauchées quand le malade quitte la station.

Tout autre est l'action produite par l'effleurage, par l'effleurage avec pression tout au moins. Ici, l'organisme reste absolument passif, ou à peu près ; les modifications favorables provoquées sont d'ordre purement mécanique. Le plus souvent, en effet, la main borne son action aux parties avec lesquelles elle prend contact, c'est-à-dire aux parties superficielles, accessibles et permises, les articulations, les muscles, les tendons, les ligaments, les téguments et le tissu cellulaire sous-cutané ; les parties profondes lui échappent ou ne subissent que partiellement son influence ; les zones vasculaires lui sont interdites ; mais le maximum de son action thérapeutique se fait sentir sur des régions, en général, peu influencées par le bain, et, de plus, les modifications favorables qu'elle produit sont considérables et rapides. La main peut cependant produire des effets à distance, en impressionnant les terminaisons sensitives cutanées et en déterminant par leur intermédiaire des phénomènes d'apaisement ou d'excitation, de vaso-dilatation ou de vaso-constriction, suivant le mode d'effleurage employé, suivant les indications particulières fournies par la maladie et par le malade.

Le mode et la sphère d'action de ces deux agents thérapeutiques, le bain et l'effleurage, sont donc tout à fait distincts. Comme je l'ai déjà dit, ils se complètent l'un l'autre, *et doivent toujours être associés dans la cure des suites de phlébite* si l'on veut obtenir la guérison complète du malade, et l'on constate à chaque instant les résultats heureux de cette association.

Il arrive fréquemment, en effet, chez les malades à réaction torpide, que l'action favorable du bain subit un temps d'arrêt vers le milieu de la cure ; il suffit alors, pour la voir renaître, de faire une série d'effleurages qui rajeunissent, pour ainsi dire, les lésions, les rendent plus facilement modifiables et accélèrent la marche vers la guérison. Il arrive souvent aussi que, chez des malades qui viennent à Bagnoles avec des raideurs articulaires prononcées et veulent guérir vite, les premiers mouvements imprimés aux articulations ankylosées produisent de la douleur et de l'œdème péri-articulaire; quelques bains suffisent pour faire disparaître l'une et l'autre, l'action doucement résolutive de l'eau de Bagnoles semblant s'exercer d'une façon plus favorable sur les lésions récentes.

Quand doit-on commencer l'effleurage et la mobilisation dans les suites de phlébites ?

Tout médecin chargé de diriger le traitement d'une malade atteinte de phlébite doit s'efforcer :

1° *De favoriser la résolution de cette affection ;*

2° *D'éviter l'embolie, sa complication la plus redoutable ;*

3° *De réduire au minimum les infirmites qu'elle peut laisser à sa suite.*

Il n'est pas toujours facile de concilier ces deux dernières indications, le traitement préventif de l'embolie (l'immobilisation du membre et du malade) engendrant fatalement les raideurs articulaires que l'on cherche à éviter. Il ne faut donc pas prolonger cette immobilisation plus longtemps qu'il n'est réellement utile de le faire, et, dès que l'on juge que le caillot est adhérent aux parois de la veine, que toute menace d'embolie est écartée, pratiquer la mobilisation des articulations et l'effleurage des muscles pour hâter la guérison.

Il y a une dizaine d'années, à peine, on maintenait encore au lit pendant de longs mois, dans une immobilité absolue, toute malade atteinte de phlébite des membres inférieurs, lui défendant de faire le moindre mouvement pour éviter la production d'une embolie. Cette longue immobilisation engendrait fatalement une impotence fonctionnelle à laquelle il n'était pas toujours possible de remédier et ne mettait pas la malade à l'abri de la complication si redoutée, celle-ci se produisant parfois au deuxième et même au troisième mois, à la suite d'une nouvelle poussée favorisée par les conditions si défectueuses de la circulation dans les membres inférieurs.

Le professeur Pinard fut l'un des premiers à réduire la durée de cette immobilisation prolongée, et dans un ouvrage (*Traitement de l'infection puerpérale* par Pinard et Wallich), publié en 1896, il adoptait la formule suivante :

Immobilisation complète, absolue, totale dans le decubitus dorsal, le membre placé en bonne attitude pour toute femme atteinte de phlegmatia alba dolens, jusqu'au début de la période de régression, et repos au lit jusqu'à ce qu'un mois se soit écoulé depuis la dernière élévation de température. A ce moment seulement, il permettait à la malade de s'asseoir dans son lit, puis de se lever ; à ce moment seulement il avait recours à la mobilisation et au massage, massage tardif, prudent et progressivement augmenté chaque jour, pour rendre aux articulations devenues raides leur souplesse et leurs mouvements.

Frappé par les inconvénients nombreux de l'immobilisation prolongée et par l'absence d'immunité qu'elle conférait, mon collègue et ami le docteur Dagron proposa, quelques années plus tard (1), de réduire plus encore sa durée, de commencer la mobilisation des articulations dès la fin de la seconde semaine et l'effleurage des muscles dès le début de la troisième, la mobilisation devant se borner, au début, dans les phlébites des membres inférieurs, aux articulations du pied et du cou-de-pied, consister en mouvements passifs d'abord, actifs ensuite, mais toujours légers, méthodiques et limités par la douleur ; l'effleurage à des pressions douces au niveau des zones musculaires, exclusivement, en évitant avec le plus grand soin la région des vaisseaux, l'une et l'autre ne devant être pratiqués que dans les cas les plus favorables, c'est-à-dire quand la fièvre a été peu élevée, n'a

(1) Mobilisation précoce dans la phlébite. Dagron, 1900.

duré que quelques jours, que la défervescence a été franche et que les symptômes de la phlébite sont en pleine décroissance.

Néanmoins, cette intervention précoce dans une maladie dont les complications étaient et sont encore si redoutées, fut jugée trop hardie par beaucoup de médecins qui auraient volontiers confié leurs malades au promoteur de la méthode, mais craignaient, si celle-ci venait à se généraliser, de voir survenir des accidents provoqués par des mains moins prudentes et moins expérimentées.

Cette pratique nouvelle devait, quelques mois plus tard, faire l'objet d'une discussion intéressante à la Société médicale des hôpitaux. En effet, dans la séance du 9 novembre 1900, les docteurs Merklen et Antony posèrent à leurs collègues les questions suivantes :

1° *Quelle est la durée d'immobilisation que vous jugez nécessaire dans les cas de phlébite oblitérante avec œdème prolongé ou persistant? Pendant combien de temps les embolies sont-elles à craindre?*

Etes-vous partisans de la mobilisation et du massage précoce dans les phlébites? A quelle période conseillez-vous de commencer ce traitement pour éviter tout accident?

Les réponses formulées furent à peu près les mêmes.

Comme tous ses collègues, le docteur Siredey redoute le massage au cours d'une phlébite, mais l'emploie souvent avec succès contre les troubles circulatoires qui succèdent à cette affection.

« Quinze jours environ après la disparition complète de la fièvre, dit-il, je conseille des massages légers sur la région externe des membres inférieurs, loin des grosses veines, et accompagnés de mouvements peu étendus et progressifs de flexion et d'extension. Bien entendu, ces massages sont faits par un médecin expérimenté et prudent. Ils doivent être suspendus s'ils provoquent un peu de douleur, ou s'ils augmentent l'œdème.

Le docteur Barth estime que quand trois semaines pleines se sont écoulées sans la moindre élévation de température, on peut considérer le processus infectieux comme terminé et l'adhérence du caillot comme établie. Vers cette époque, il fait commencer le massage, non sur les cordons veineux, ce qui est une pratique dangereuse et à rejeter complètement, mais dans les régions voisines, au niveau des masses musculaires et des articulations.

« Il ne faut pas mobiliser et masser les sujets atteints de phlébite d'une façon précoce ou tardive, dit le docteur Vaquez ; il faut les mobiliser et les masser *à temps*.

« Vingt jours après la dernière élévation de température, ajoute-t-il, si les veines ont cessé d'être sensibles à une palpation légère, si l'œdème est franchement en décroissance, je fais mobiliser et masser les sujets atteints de phlébite.

« Pendant la première semaine, les mouvements communiqués sont purement passifs ; ils consistent en effleurage de la peau, en mobilisation partielle des articulations des orteils et du pied.

« Pendant la deuxième semaine, du vingt-septième au trente-cinquième jour, je fais pratiquer le massage des masses musculaires avec mobilisation plus active des articulations et mouvements de latéralité du tronc. A partir du trente-cinquième jour seulement, je permets des mouvements de flexion de la jambe sur la cuisse et de la cuisse sur le bassin. A cette époque, je permets également à la malade de s'asseoir dans son lit, de se lever, de marcher, mais sans canne et sans béquilles. »

Le docteur Hirtz, depuis longtemps partisan convaincu et défenseur de la mobilisation et du massage dans la phlébite, attend volontiers quatre et cinq semaines après le début de cette affection pour commencer l'une et l'autre, mais sans fixer non plus un nombre de jours déterminé pour tous les cas. « C'est au médecin, dit-il dans son article : « *Phlébite* » *du Traité de thérapeutique appliquée, d'Albert Robin* à se rendre un compte exact de l'état du membre malade, à prescrire en temps utile et opportun les manipulations nécessaires ; » de plus, il redoute le massage dans la phlébite goutteuse, dans certaines phlébites rhumatismales et dans quelques phlébites variqueuses, véritables nids d'embolies auxquels il faut bien se garder de toucher.

On le voit, tous ceux qui répondent aux questions posées se déclarent partisans de la mobilisation et du massage à un moment donné de la phlébite ; ils ne diffèrent d'opinion que sur la durée de l'immobilisation, que sur le nombre de jours qui doivent s'écouler depuis la dernière élévation de température jusqu'au moment où l'intervention peut se faire.

Seul, le docteur Rendu fait des réserves : « Même si la phlébite est déjà ancienne, dit-il, et date de quatre ou cinq semaines, je n'ose conseiller le massage ; il est possible, à cette date, qu'il reste des caillots enkystés, susceptibles de se fragmenter ; il est possible, également, de réveiller des phénomènes inflammatoires sur les vaisseaux incomplètement guéris et de provoquer une récidive de phlébite. J'aime mieux, en pareil cas, faire de la compression méthodique avec une bande de caoutchouc qui agit très efficacement sur l'œdème sans irriter la veine thrombosée. »

Mais ces réserves s'appliquent au massage, proprement dit, et non à l'effleurage recommandé par ses collègues. Tous, en effet, entendent par massage des effleurages légers, des pressions douces et continues pratiquées, non au niveau des zones vasculaires, mais exclusivement au niveau des masses musculaires et des articulations, loin des veines enflammées, non pendant la phlébite elle-même, mais en pleine période de régression, quand la douleur et les troubles circulatoires provoqués par le barrage vasculaire et l'inflammation veineuse ont en grande partie disparu, quand le caillot est adhérent aux parois de la veine, que toute menace d'embolie, que tout danger de rechute est écarté.

Quant au nombre exact de jours qui doivent s'écouler entre la dernière élévation de température et l'époque à laquelle on peut commencer la mobilisation et l'effleurage, il est impossible de le fixer d'une façon absolue, car il varie avec chaque malade et chaque variété de phlébite ; il est subordonné à la nature, à la gravité et au mode d'évolution de l'inflammation veineuse, c'est-à-dire à la variété du microbe pathogène (1), à son degré de

(1) Widal a démontré, dans sa thèse inaugurale de 1889, que le streptocoque est, dans presque tous les cas, l'unique agent pathogène de la fièvre puerpérale et de la phlegmatia alba dolens, forme tardive et atténuée

virulence, à l'état d'intégrité ou d'altération des parois vasculaires et, enfin, à la résistance du malade, toutes circonstances qui influent sur le mode d'évolution du caillot, la rapidité de son organisation et l'étendue de son adhérence.

de cette infection. Que, de plus, le degré de virulence de ce microbe, joint à la nature du terrain ensemencé, suffisait pour expliquer toutes les formes cliniques de l'infection engendrée, des plus graves jusqu'aux plus légères. Mais, depuis quelques années, à la suite de patientes recherches dont les résultats ont été publiés par Widal lui-même et d'autres auteurs, on est porté à croire que l'infection et la phlébite puerpérale peuvent être dues plus souvent qu'on ne pensait à d'autres agents infectieux que le streptocoque (au staphylocoque, au coli-bacille, au vibion sceptique, etc.).

C'est à ces microbes, souvent associés, que l'on attribue généralement les phlébites qui apparaissent dans les suites de couches physiologiques (c'est-à-dire dans celles où la température ne dépasse pas 37,4), qui évoluent elles-mêmes, sans fièvre aucune, absolument apyrétiques et latentes, et s'accompagnent parfois d'accidents redoutables que rien ne faisait prévoir, l'attention n'ayant pas été attirée de ce côté. Le docteur Boissard publiait dernièrement (1) encore, dans une étude spéciale, trois observations personnelles de phlébites où, pendant les quinze ou dix-sept premiers jours, la température prise matin et soir n'a jamais dépassé 37,2, n'a atteint qu'une fois 37,4, et où cependant la phlébite a envahi un des membres inférieurs, ne provoquant elle-même, aucune élévation de température pendant

(1) Des phlébites puerpérales et en particulier de leurs différentes modalités et de leurs signes précoces, 1901.

Cornil et Marie nous ont appris que dans les phlébites expérimentales aseptiques, l'organisation du caillot et son adhérence aux parois de la veine étaient complètes dès le dixième jour ; dans les phlébites infectieuses légères, les phénomènes de multiplication et d'organisation dont les cellules endothéliales sont le siège sont moins rapides ; ils le sont moins encore dans les phlébites infectieuses graves ; dans ces phlébites à poussées multiples et successives, si bien décrites par le docteur Merklen, qui s'accompagnent d'un état fébrile

toute la durée de son évolution. Pour lui, ces phlébites apyrétiques qui surviennent pendant les suites de couches physiologiques, ne seraient pas une forme tardive et atténuée de l'infection puerpérale, mais seraient dues à des microbes auxquels l'état puerpéral aurait préparé un terrain de culture favorable C'est probablement aussi à ces agents infectieux secondaires que sont dues souvent ces phlébites qui apparaissent parfois chez plusieurs nouvelles accouchées d'une même famille arthritique, quelque minutieuses que soient les précautions antiseptiques prises pour les éviter et que nous avons décrites avec Hirtz sous le nom de : Phlébites familiales. Dans ces cas, l'état puerpéral joue le rôle d'une cause occasionnelle mettant en évidence la prédisposition héréditaire de certaines familles arthritiques à contracter la phlébite, faisant germer sur un terrain de culture déjà préparé par la herse arthritique, des agents infectieux inoffensifs jusqu'alors, comme la pluie fait germer la graine sur un terrain déjà ameubli.

subcontinu, à légères exaspérations vespérales traduisant la persistance de l'infection non épuisée, sa marche ascendante vers les gros troncs et les coagulations thrombosiques de siège, de volume et d'âge différents, qu'elle détermine sur les divers territoires veineux d'un membre, depuis les veines du mollet et les saphènes jusqu'à la fémorale et l'iliaque, *coagulations pouvant rester absolument latentes si l'on néglige de prendre chaque jour la température qui seule les révèle*, et provoquer subitement une embolie mortelle produite par un mouvement intempestif du malade que l'on croyait à l'abri de tout accident.

Les embolies tardives, celles qui surviennent plusieurs semaines après le début de la phlébite, sont toujours graves. Cette gravité est due à leur volume ; ce sont généralement, en effet, des embolies massives, provoquées par la rupture de l'extrémité libre ou centrale d'un caillot prolongé, la mobilisation d'un caillot de formation récente déterminée par une poussée tardive de phlébite au niveau d'un gros tronc veineux, la fragmentation d'un caillot primitif qui, sous l'influence d'un défaut de réaction de la veine, d'un mauvais état général du malade, ne s'est pas organisé ou qui, comme l'admettent Troisier, Rendu, Barthe et Siredey, est arrivé à la période de transformation régressive, de résorption et de désagrégation moléculaire. Dans ce dernier cas, la veine redevenant subitement perméable, on voit rapidement disparaître l'œdème et les réseaux veineux par lesquels se faisait la circulation collatérale ; le malade est guéri.

Il est bien évident que l'époque du début de la mobilisation et de l'effleurage ne peut être la même dans ces différents cas ; que si, dans les phlébites légères : *on peut commencer l'une*

Si l'on admet, avec les auteurs que je viens de citer, la désagrégation possible d'un caillot à la période régressive de la phlébite, on peut diviser ces affections en deux grandes classes :

1° Les phlébites qui se terminent par la disparition le plus souvent subite du caillot et le retour immédiat de la perméabilité de la veine. Elles guérissent complètement et rapidement en vingt-quatre heures parfois, mais exposent le malade à une embolie mortelle.

2° Les phlébites qui se terminent par l'organisation du caillot. Elles mettent le malade à l'abri de toute embolie, mais aboutissent, fatalement, à la tranformation fibreuse de la veine, et, par conséquent, rendent impossibles la restitution *ad integrum* et la guérison absolue.

La première terminaison est exceptionnelle, elle n'est même pas admise par beaucoup d'auteurs. Le Dr Vaquez la nie complètement. Pour lui, la phlébite se termine toujours par l'oblitération de la veine enflammée et les symptômes qu'elle détermine ne peuvent disparaître que d'une façon lente et progressive.

Les embolies précoces, au contraire, celles qui surviennent pendant la première période d'évolution de la phlébite, que celle-ci siège sur une petite veine ou sur la paroi d'une grosse veine (phlébite pariétale de la phase préoblitérante), qui parfois la précèdent de deux à huit jours (phlébite à début pulmonaire de Pinard, phlébite latente à début embolique de Vaquez), sont presque toujours bénignes et se terminent par la guérison, malgré l'ensemble des symptômes dramatiques qu'elles provoquent (point de côté atroce, oppression *et l'autre quinze ou vingt jours après la dernière élévation thermique*, il faudra attendre plus longtemps dans ces phlébites à répétition qui évoluent par étapes successives et dans lesquelles le caillot de chaque poussée nou-

violente, angoisse inexprimable déterminée par la formation subite d'un infarctus pulmonaire qui, dès le lendemain, se traduit par des symptômes de pneumonie avec ou sans crachats hémoptoïques, gelée de groseille, puis, les jours suivants, d'épanchement pleural, *car ce sont, en général, de petites embolies constituées soit par des colonies microbiennes, soit par des fragments de caillots primitifs ténus, mous, friables et peu adhérents aux parois de la veine.*

Ces phlébites à début embolique ne s'observent pas, uniquement, chez les nouvelles accouchées, mais aussi chez les malades atteintes de grippe, de fièvre typhoïde, etc., etc. On peut voir, par contre, comme l'ont signalé Galliard, Triboulet et Siredey, survenir brusquement dans ces affections des embolies provoquant des infarctus pulmonaires et n'étant pas suivies de phlébite, apparente du moins, car ces embolies sont certainement dues à des caillots détachés de petites veines atteintes de phlébite, mais inaccessibles à l'examen, restant, par conséquent, à l'état latent et ne se révélant que par l'embolie qu'elles provoquent.

Cette distinction en embolies précoces et tardives n'a réellement de valeur qu'au point de vue anatomo-pathologique, car dans les phlébites à poussées successives on peut voir survenir des embolies fragmentaires et des embolies massives à toutes les périodes, chaque poussée représentant non pas une partie de l'affection, mais l'affection toute entière, qui se répète 3, 4, 5 et 6 fois.

velle peut rester longtemps mou, friable, sans aucune tendance à l'organisation, sans aucune adhérence aux parois de la veine.

Il faudra attendre plus encore et, dans bien des cas, s'abstenir de toute manœuvre dans quelques phlébites rhumatismales et goutteuses, dans certaines phlébites variqueuses, bâtardes, subaiguës ou chroniques, à phénomènes réactionnels peu marqués ou nuls, qui débutent insidieusement, sans aucune élévation de température, qui restent souvent apyrétiques et localisées dans ces grosses dilatations ampullaires, en chapelet, que présentent parfois les veines variqueuses, ou bien provoquent autour d'elles un empâtement peu étendu, mais diffus, une induration à contours indécis, sans limites précises de tous les tissus adjacents (1).

C'est dans ces cas qu'il est si difficile de fixer la durée de l'immobilisation. *Autant il est facile de se prononcer dans les phlébites classiques dont la cause infectieuse est bien nette, le début fébrile bien marqué, la lésion bien définie et l'évolution toujours à peu près la même*, autant il est difficile de le faire dans ces phlébites variqueuses où rien ne peut nous

(1) La phlébite variqueuse se termine assez fréquemment par la transformation fibreuse de la veine variqueuse et, par conséquent, par la guérison radicale des varices. Je possède l'observation d'une malade qui,

servir de guide ni de point de repère et qui, nous le savons tous, peuvent donner lieu à de si pénibles surprises. Le malade ne comprend pas toujours les hésitations qu'éprouve à chaque instant le médecin qui, en pareil cas, a véritablement charge de vie et qui, conscient de la responsabilité qu'il encourt, n'ose lui conseiller l'abandon des mesures de précaution auxquelles depuis longtemps il aurait renoncé lui-même.

Pour résumer la conduite à tenir dans un cas de phlébite classique, je dirai :

1° *Pendant la période fébrile* qui dure trois, quatre, cinq jours à peine, immobilisation absolue du membre atteint et abstention complète de toute manœuvre.

Pendant la période apyrétique, les vingt premiers jours, immobilisation et abstention

dès le lendemain de son huitième accouchement, fut prise de phlébite de toute la saphène droite qui, ainsi que la gauche, était variqueuse dans toute son étendue : deux mois après, la veine atteinte était totalement oblitérée depuis son origine jusqu'à sa terminaison dans la fémorale ; la place qu'elle occupait était indiquée par une traînée bleue ardoisée, mais on la sentait à peine, le toucher donnait l'impression d'un vaisseau dont les parois étaient simplement accolées. J'ai observé également cette année plusieurs cas de phlébites variqueuses localisées aux veines du mollet, qui avaient amené la guérison complète du paquet variqueux dans lequel elles siégeaient en produisant l'oblitération de toutes ses veines.

de toute manœuvre également, comme pendant la période fébrile; les dix jours suivants, mobilisation et effleurage, s'il n'existe aucune contre-indication; vers le trentième, le trente-cinquième jour de cette période apyrétique, le malade entre en pleine convalescence : il peut commencer à se lever et à marcher. Du quarantième au cinquantième jour, il est transportable, il peut venir à Bagnoles. *C'est le moment le plus favorable pour commencer la cure.*

Depuis longtemps déjà le caillot est adhérent à la veine, et l'embolie n'est plus à craindre. Est-ce une raison pour se départir des règles de prudence que l'on observait au début de la convalescence? Nullement Le médecin doit toujours agir avec tact et discernement, bien étudier chaque cas qui se présente, explorer des yeux et de la main l'état des articulations, des téguments, des muscles, des nerfs et des vaisseaux, voir si une pression douce, exercée avec l'extrémité des doigts promenés sur le trajet des veines naguère enflammées, reste indolente ou réveille de la douleur, si les exsudats, reliquats inflammatoires des lésions récentes, ont en partie seulement ou en presque totalité disparu, reconnaître la variété de phlébite qu'il a à traiter, ainsi que le tempérament morbide du malade. Ce n'est que lorsqu'il aura terminé cet examen minutieux, qu'il se décidera, soit pour l'abstention qui est commandée dans certains cas, soit pour l'intervention active, et qu'il choisira la variété de mobilisation et d'effleurage qui produira plus sûrement, et plus vite, l'amélioration, puis la guérison du malade qui lui est confié.

Etudions donc séparément ces deux procédés thérapeutiques qui vont nous être d'un si grand secours dans le traitement des suites de phlébite : la mobilisation et le massage.

La mobilisation

La plupart des malades qui viennent à Bagnoles-de-l'Orne dans la convalescence de leur phlébite ont des raideurs, plus ou moins accentuées, dans les articulations du genou, du cou-de-pied et du pied, qui rendent la marche difficile, pénible ou douloureuse, et si l'on néglige de pratiquer la mobilisation, on prolonge inutilement l'infirmité du membre, et l'on ne retire pas de l'emploi des bains le maximum d'effets thérapeutiques qu'ils peuvent donner. L'action de l'eau de Bagnoles, en effet, est lente à se produire comme elle est lente à s'éteindre ; la mobilisation, au contraire, produit une amélioration rapide, et si parfois elle détermine de la douleur et de l'œdème, les bains en ont vite raison ; d'ailleurs, en procédant avec douceur et patience on arrive à rendre à l'articulation ankylosée, ou simplement raidie, sa souplesse et la totalité de ses mouvements sans trop faire souffrir la malade. Cette mobilisation doit toujours être douce, graduée, méthodique, interrompue quand la douleur provoquée par les premiers mouvements ne cesse pas avec eux.

Les premières séances de mobilisation, en effet, provoquent souvent de l'œdème et des douleurs qui durent, parfois, 24 ou 48 heures, au plus ; il faut les interrompre alors et ne les reprendre que lorsque ces douleurs et cet œdème ont complètement disparu ; c'est dans ces cas que l'on constate l'action puissamment résolutive de l'eau de Bagnolès sur les lésions récentes ; dans les séances suivantes, la douleur provoquée par les mouvements cesse immédiatement, il n'y a pas à s'en préoccuper ; d'ailleurs, les malades, encouragés par les progrès de chaque jour, sont les premières à insister près de leur médecin pour qu'il accentue les mouvements malgré les douleurs qu'ils occasionnent. Dans la phlébite des membres inférieurs on commence par mobiliser les articulations des phalanges, puis celles du métatarse et du tarse ; ces dernières ont des mouvements si limités qu'elles sont toujours plus ou moins ankylosées ; en rompant les adhérences on procure une grande amélioration au malade, car on lui rend la marche plus facile et moins douloureuse.

Après la mobilisation des articulations du pied, vient celle du cou-de-pied et du genou dont les raideurs sont souvent difficiles à vaincre et exigent beaucoup de patience et de douceur ; puis enfin celle de la hanche qui est presque toujours indemne.

La mobilisation est dite : passive quand elle est faite par le médecin, active quand elle est faite par le malade. La première est de beaucoup la plus efficace, attendu que le malade, dans les mouvements qu'il imprime à une articulation ankylosée, se laissera toujours arrêter par la douleur.

L'effleurage et le massage

Les deux procédés ne diffèrent que par le degré de pression exercé par la main sur les téguments et les tissus sous-jacents.

Dans le massage, cette pression est toujours plus ou moins forte.

Dans l'effleurage elle est toujours douce et légère. C'est le procédé de choix employé, exclusivement, dans les maladies des veines et, tout spécialement, dans les phlébites et les suites de phlébites récentes.

Le massage, proprement dit, ne s'emploie guère que dans les suites de phlébites très anciennes.

Je distingue trois modes différents d'effleurage :

1° *L'effleurage sans pression et à main retenue, excitant de la circulation*, dans lequel la main, recouverte de poudre de talc, glisse légèrement sur les téguments, simplement maintenue en contact avec eux, excitant au passage les terminaisons sensitives cutanées et déterminant des phénomènes de resserrement des petits vaisseaux, artérioles et veinules, par contraction réflexe des fibres musculaires lisses de leurs parois. On l'emploie pour réveiller la vitalité amoindrie de l'enveloppe cutanée, pour ranimer la circulation languissante dans les réseaux veineux superficiels ou profonds d'un membre. C'est le mode d'effleurage qui convient dans les phlébites goutteuses, rhumatismales, variqueuses, dans les varices avec troubles circulatoires, avec œdème habituel, lésions inflammatoires ou trophiques ulcéreuses ou non de la peau ; en un mot, dans toutes les affections où il s'agit d'activer la circulation sans exercer aucune pression sur la peau et les tissus sous-jacents, dans tous les cas où le massage proprement dit est contre-indiqué.

2° *L'effleurage sans pression et à main morte*, *calmant de la douleur*, dans lequel la main, enduite de vaseline, toujours animée d'un mouvement régulier, lent, uniforme, exerce sur les téguments, avec lesquels elle reste constamment en contact intime, une action douce et légère qui modifie le dynamisme nerveux et fait sentir son influence apaisante sur la peau et les tissus voisins en état de souffrance. On l'emploie pour faire cesser la contracture d'un muscle, pour calmer des douleurs névralgiques, apaiser des sensations douloureuses, qu'elles soient dues à des lésions matérielles qui impressionnent les extrémités sensitives, ou à un trouble purement dynamique. C'est le mode d'effleurage calmant par excellence, celui qui convient à toutes les affections nerveuses et que j'ai employé avec succès dans les névralgies veineuses aussi bien que dans les divers états douloureux des veines, depuis la simple hypéresthésie jusqu'à la névralgie véritable, états douloureux liés souvent à une altération matérielle (phlébite, varices, sclérose) mais, bien souvent aussi, ne reconnaissant d'autre cause qu'une fluxion, une congestion rhumatismale ou goutteuse, une irritabilité spéciale du tissu veineux chez des névropathes, des neuro-arthritiques, prédisposés par leur diathèse aux poussées congestives, aux troubles réflexes et vaso-moteurs, aux névralgies, états douloureux toujours aggravés par la fatigue, la congestion menstruelle et les variations atmosphériques qui amènent des perturbations plus ou moins profondes dans la répartition circulatoire et nerveuse des sujets en perpétuel état de santé instable.

C'est aussi le mode d'effleurage qui convient dans cet autre état si fréquent chez les femmes arthritiques au voisinage de la ménopause ; état que l'on pourrait qualifier d'asthénie veineuse, douloureuse ou non, coïncidant souvent avec la phlébo-sclérose et dont la cause première paraît due à un trouble de l'innervation, à une vaso-dilatation par paralysie des vaso-constricteurs et qui est caractérisé par la dilatation générale de tous les réseaux veineux.

Les effets et le mode d'action de ces deux premières variétés d'effleurage sont donc bien différents ; l'un est excitant de la circulation, l'autre calmant de la douleur ; l'un produit par voie réflexe des phénomènes de vaso-constriction, l'autre des phénomènes de vaso-dilatation ; les sensations éprouvées par la malade sont également différentes. L'effleurage excitant éveille une sensation vibratoire désagréable ; l'effleurage calmant fait naître une sensation de chaleur douce, d'apaisement, de défatigue et de détente qui persiste pendant plusieurs heures.

*
* *

Ces sensations de constriction désagréable ou de détente traduisent la contraction ou le relâchement des fibres musculaires lisses des petits vaisseaux et des fibres musculaires lisses en général, qu'elle soit produite par le contact de la main ou par l'impression du chaud et du froid. Elles sont mises à profit par le médecin qui a besoin de connaître exactement les modifications physiologiques déterminées par l'agent qu'il emploie. On sait que l'impression brusque produite sur le col de l'utérus par le contact d'une eau très chaude employée en irrigation vaginale à 48°, 50°, détermine le resserrement des vaisseaux utérins et la contraction des fibres musculaires lisses de l'organe, et que l'eau tiède produit des effets absolument opposés. Or, aussi longtemps que pendant une irrigation vaginale chaude prise soit pour arrêter une hémorrhagie, soit pour amener la décongestion de l'organe ou le désempâtement d'une inflammation péri-utérine, la malade ressent une sensation de constriction pénible et désagréable, elle peut être sûre que l'effet cherché est obtenu, car cette sensation traduit la contraction des fibres musculaires lisses des vaisseaux utérins et de l'utérus lui-même. Mais quand cette impression de contact cesse d'être désagréable et est remplacée par un sentiment de bien-être, on peut être sûr également que l'effet thérapeutique cherché n'est plus produit, le sentiment de bien-être éprouvé traduisant la dilatation et la congestion des vaisseaux, ainsi que la détente lente des fibres utérines.

J'ai été à même de vérifier bien des fois l'exactitude de cette remarque. Les malades convalescentes d'affections utérines et péri-utérines, ou présentant de simples troubles fonctionnels de cet organe (aménorrhée, dysménorrhée de cause chloro-anémique, nerveuse ou arthritique), cette dernière éveillant d'assez vives douleurs auxquelles Jaccoud et Labadie Lagrave ont donné le nom de *migraines utérines*, sont nombreuses à Bagnoles-de-l'Orne. Pour les améliorer et les guérir, on emploie souvent l'irrigation vaginale dans le bain, *irrigation prolongée et très chaude, à 45° et même 50°. A cette température, l'eau est hémostatique, antiphlogistique et sédative, antiseptique jusqu'à un certain point, anesthésique même* (*Reclus*). Elle est donc indiquée dans toutes les affections congestives, inflammatoires et douloureuses de la matrice, dans toutes les hémorrhagies de cet organe, qu'elles surviennent au moment ou entre les règles ; elle possède une action décongestionnante et résolutive très marquée dans les inflammations chroniques utérines et péri-utérines. « Au bout d'un certain temps, disent Robin et Dalché (1), lorsque la durée du courant d'eau chaude a été prolongée, son influence se fait sentir sur l'appareil circulatoire et le tissu musculaire pour produire la contraction des vaisseaux et des fibres de l'utérus ; cette action constrictive décongestionne l'organe et, peut-être aussi, contribue-t-elle à vider le col en favorisant dans une certaine mesure l'évacuation des culs-de-sac glandulaires ; mais, pour arriver à

(1) *Traitement médical des maladies des femmes*, par A. Robin et P. Dalché, 1900.

ce résultat, il faut que l'eau soit très chaude et que l'irrigation dure assez longtemps, sinon elle ne procure que des effets à peine ébauchés ou indifférents ».

Les effets de ces irrigations variant avec leur durée, la température et la force de projection de l'eau, la malade fera bien de ne pas en prendre sans direction médicale, car elles pourraient lui être aussi nuisibles qu'utiles.

3° *L'effleurage avec pressions plus ou moins accentuées, selon le but que l'on se propose, mais toujours douces.* Il s'adresse aux téguments, au tissu cellulaire sous-cutané, aux vaisseaux, aux nerfs, aux muscles et aux tendons. Les effets qu'il produit sont purement mécaniques. *Il réveille la tonicité vasculaire et active la circulation dans les petits vaisseaux et les capillaires*, non plus en déterminant leur resserrement par contraction des fibres lisses qui forment leurs parois, mais en les vidant du sang qu'ils contiennent et en accélérant la circulation, en retour, par le mouvement d'aspiration qu'il produit, mouvement d'aspiration qui se fait sentir sur tous les réseaux vasculaires qui subissent son influence ; *il rend aux muscles atrophiés leurs fibres musculaires et leur puissance contractile* ; *il débarrasse tous les tissus des exsudats séreux ou inflammatoires récents ou anciens qu'ils contiennent*; il facilite le jeu des ligaments, des articulations et des muscles, ramène le membre à son volume normal, fait disparaître, progressivement, les déformations du pied causées par les rétractions aponévrotiques et tendineuses, et par les modifications favorables qu'il produit concourt, pour une large part, à la guérison du malade. C'est l'effleurage classique des suites de phlébites récentes, et la pression exercée par la main au niveau des téguments et des parties molles sera d'autant plus douce que le début de la phlébite sera plus rapproché, la lésion plus douloureuse et le malade plus excitable, d'autant plus accentuée que les suites de phlébite seront plus anciennes, les lésions plus indolentes et le malade plus atone, plus lymphatique, à réaction plus lente.

4° *Le massage proprement dit*, que l'on emploie dans les suites de phlébites anciennes quand toute douleur a disparu depuis longtemps sur le trajet des vaisseaux, mais qu'il reste encore un certain degré d'empâtement et d'œdème dur qui tarde à disparaître. Et à ce propos, je dois faire remarquer que le massage général, joint à une cure de réduction, produit parfois une amélioration considérable chez les sujets obèses souffrant d'états douloureux des veines ou convalescents de suites de phlébite. Je possède quelques observations de malades obèses et souffrant des veines qui semblent complètement guéris depuis qu'ils ont perdu leur embonpoint. Chez ces malades, les douleurs veineuses étaient survenues avec cet embonpoint ; elles ont disparu avec lui.

Quel rapport existe-t-il entre l'obésité et les affections veineuses? y a-t-il là une relation de cause à effet, deux affections dépendant d'une même cause générale ou une simple coïncidence? Je l'ignore, mais mon attention ayant été attirée de ce côté par les professeurs Chauffard et Albert Robin, je me propose d'étudier tout particulièrement ces cas spéciaux.

*
* *

Les veines, en général, offrent d'ailleurs un aspect absolument différent chez les personnes grasses et chez les personnes maigres. Chez les premières elles sont larges, étalées, flasques et décrivent de nombreuses sinuosités. Chez les personnes maigres, au contraire, elles sont renitentes, font souvent saillie sous la peau comme des cordes tendues, semblent plus droites et revenues sur elles-mêmes, comme si les nombreux tractus fibreux qui relient leur couche externe aux pelotons adipeux du voisinage avaient disparu avec eux. Le Dr Siredey m'avait depuis longtemps fait remarquer cette configuration différente des veines chez ces deux catégories de malades.

*
* *

Dans l'effleurage sans pression, la main effleure si légèrement les téguments qu'elle peut agir aussi bien au niveau des zones vasculaires qu'au niveau des parties voisines pour obtenir le résultat cherché : excitation ou apaisement.

Dans l'effleurage avec pression, la main doit laisser les zones vasculaires complètement en dehors de son action.

Dans le massage, enfin, que l'on peut pratiquer dans les suites de phlébite très anciennes, toujours borné à la pression plus ou moins forte sans aucune autre manœuvre, on peut agir sur la totalité du membre.

*
* *

Et à ce propos, il faut bien savoir qu'en dehors des saphènes classiques internes et externes, il existe aux membres inférieurs d'autres veines sous-cutanées, d'autres saphènes qui peuvent avoir été le siège d'inflammation dans la phlébite dont la malade vient demander la guérison à Bagnoles. Ces veines saphènes surnuméraires, supplémentaires ou anormales siègent sur la partie antérieure, externe, postérieure ou interne de la cuisse. (Cette dernière se trouvant située en arrière et en dedans de la saphène fémorale proprement dite). On en rencontre également sur la partie externe de la jambe. Ordinairement peu développées elles peuvent acquérir, parfois, le volume des saphènes classiques et devenir, comme elles, le siège de varices ou de phlébites. Leur configuration peut être plus anormale encore ; j'ai observé, à quatre ou cinq reprises différentes, une grosse veine variqueuse ou enflammée partant de la partie la plus interne du pli de l'aine, contournant ensuite la partie postérieure de la cuisse, pour venir apparaître en dehors de la tête du péroné sur la face externe de la jambe et descendre, toujours grosse et volumineuse, jusqu'à la malléole externe. J'ai vu dernièrement, en consultation avec un de mes collègues, une dame atteinte de phlébite d'une veine qui longe toute la partie externe de la cuisse et vient se jeter dans la saphène externe au creux proplité. Cette veine est euflammée sur tout son parcours et présente plusieurs nodosités peri-phlébitiques extrêmement douloureuses. Toutes les autres veines du membre inférieur sont saines ; cette phlébite est survenue, comme beaucoup d'autres d'ailleurs, à la suite de fatigues provoquées par les préparatifs d'un long voyage. Il faut savoir aussi que dans les phlébites variqueuses, notamment, les veines communiquantes, aussi bien que les rameaux anastomiques qui relient les saphènes jambières, peuvent avoir participé à l'inflammation et que, par conséquent, elles doivent être respectées.

*
* *

Inutile de dire que l'effleurage, quel que soit le mode employé, doit toujours se pratiquer de bas en haut dans le sens de la circulation en retour; que quand on emploie les deux mains, ce qui est le cas le plus fréquent, l'une ne doit jamais quitter les téguments avant que l'autre ait repris contact avec eux et que ce contact doit être aussi intime que possible, aussi bien au niveau de la paume de la main qu'au niveau des doigts.

La durée d'une séance ne doit pas dépasser 15 à 20 minutes; elle peut avoir lieu, indistinctement, soit avant, soit après le bain; l'effet obtenu est le même. Il n'est pas nécessaire que le malade garde un repos absolu, mais il doit éviter toute fatigue après l'effleurage.

Quinze à vingt séances suffisent, en général, pour obtenir le résultat cherché. A part certains cas dans lesquels il est bon de laisser reposer le malade une ou deux fois pendant la cure, elles doivent avoir lieu tous les jours chaque séance amenant une amélioration nouvelle.

Indications de l'effleurage

Examinons successivement les différentes affections des veines dans lesquelles l'effleurage est indiqué et contribue, pour une bonne part, à l'amélioration ou à la guérison complète du malade. Les développements dans lesquels je suis entré précédemment me dispenseront d'insister longuement sur la variété qui convient à chaque affection justiciable de ce mode de traitement.

On emploie l'effleurage dans les suites de phlébites indolentes, dans les suites de phlébites douloureuses, dans les varices et les états douloureux des veines, allant depuis la simple hypéresthésie jusqu'à la névralgie véritable.

Examinons chacun de ces cas :

1° *Chez les malades à réaction languissante*, la phlébite, qu'elle survienne après un accouchement, une grippe, une fièvre typhoïde, une pneumonie, reste localisée au membre atteint, sans éveiller de bien vives douleurs, sans provoquer de retentissement général bien marqué sur l'ensemble de l'organisme; les lésions sont torpides, les suites de phlébite deviennent vite indolentes. C'est dans ces cas que l'action légèrement excitante et doucement résolutive du bain chaud et prolongé peut s'exercer toute entière et provoquer la résorption des exsudats épanchés et la disparition complète des lésions sans réveiller les douleurs disparues. C'est dans ces cas aussi que l'effleurage à pressions plus ou moins accentuées, mais toujours douces et légères au voisinage des zones vasculaires, donne le maximum de ses effets thérapeutiques. Aussi l'association de ces deux agents produit-elle des guérisons rapides et vraiment remarquables.

2° *Chez les malades nerveuses, chez les névropathes, les neurasthéniques, les excitables à réaction vive, dépassant facilement le but*, la phlébite ne reste pas indolente et localisée comme dans le cas précédent ; elle éveille de vives douleurs dans le membre malade et, par son retentissement général sur l'ensemble de l'organisme, provoque une foule de phénomènes réflexes, de troubles sympathiques, de douleurs névralgiques dans tous les organes en état de souffrance. Tous ces symptômes locaux et généraux diminuent peu à peu d'intensité avec l'affection elle-même, mais persistent longtemps après la guérison apparente des lésions qui les avaient provoqués. Depuis longtemps déjà, les symptômes extérieurs de l'affection : œdème, gêne des mouvements, ont disparu, et la malade souffre toujours de douleurs intercostales précordiales, d'accès d'oppression, de palpitations qui la tourmentent et l'inquiètent ; le membre atteint de phlébite reste douloureux, et cette douleur tend à revêtir la forme névralgique ; qu'il s'agisse d'une phlébite du bras ou de la jambe, elle augmente d'intensité au moment des règles ; la fatigue, les variations atmosphériques l'exaspèrent. On croit que la phlébite n'est pas complètement terminée, qu'il existe encore un reliquat inflammatoire susceptible de provoquer une rechute, commandant par conséquent de grandes précautions, nécessitant le port d'un bas élastique ; il n'en est rien. Il n'existe plus au niveau de la veine antérieurement enflammée que les dernières traces d'une lésion matérielle, non encore complètement disparue, incapable de faire naître par elle-même la moindre douleur chez une malade à constitution forte, à tempérament normal, à système nerveux bien équilibré, mais suffisante pour entretenir une névralgie tenace chez une névropathe. La névralgie, dans ces cas, s'installant sur tous les points faibles de l'organisme, allant parfois de l'un à l'autre selon qu'elle est appelée par telle ou telle cause occasionnelle, surajoutée, congestive, inflammatoire, nerveuse ou psychique. Dans ces cas, où l'élément névralgique constitue le principal facteur de l'affection, parfois l'affection toute entière, l'effleurage calmant de la douleur donne des résultats vraiment remarquables, car en faisant disparaître la douleur, il fait disparaître la maladie elle-même.

Agit-il, dans ce cas, simplement sur l'élément névralgique ou sur le substratum pathologique qui l'entretient? Toujours est-il que l'on voit cette douleur diminuer peu à peu, puis disparaître complètement, et ce qui montre que bien souvent elle constituait l'affection toute entière, c'est qu'à peine guérie, la malade peut faire de longues courses, non seulement sans fatigue, mais encore sans la moindre pesanteur dans le membre malade.

C'est dans ces cas qu'il faut savoir manier le traitement thermal avec tact et prudence, car il peut être aussi nuisible qu'utile ; quelques bains trop chauds, trop prolongés ou pris sans interruption, suffisant pour exaspérer la douleur et parfois pour produire une véritable crise.

3° *Dans les états douloureux des veines allant de la simple hypéresthésie à la névralgie véritable*, qui ne reconnaissent pour cause aucunes lésions matérielles bien définies (phlébites, varices, etc.), mais semblent dues uniquement à des poussées congestives, à des perversions sensitives, à une irritabilité spéciale du tissu veineux si fréquente chez les neuro-arthritiques à toutes les périodes de l'existence, mais tout spécialement chez la femme, à la période de la ménopause ; c'est encore à l'effleurage calmant de la douleur, pratiqué *loco dolenti*, sans aucune pression, avec la main enduite de vaseline, qu'il faut avoir recours, et ce n'est qu'après l'atténuation ou la disparition des sensations douloureuses que l'on fera un effleurage à pression douce, au niveau des masses musculaires, s'il y a indication de le faire.

4° *Dans les varices*, c'est tantôt l'effleurage excitant de la circulation (varices indolentes), tantôt l'effleurage calmant de la douleur (varices douloureuses) qu'il faut employer.

Peut-on masser un membre atteint de varices ?

Jamais. Autant l'effleurage est inoffensif et salutaire, autant le massage peut être dangereux et doit être rigoureusement interdit. Il peut toujours exister dans les veines profondes du mollet des coagulations thrombosiques peu adhérentes, reliquats inflammatoires de phlébites partielles, localisées et latentes, susceptibles de se fragmenter, et dont la mobilisation donnerait lieu à de graves accidents.

Contre-indications de l'effleurage

Existe-t-il des contre-indications au massage et à l'effleurage?

Au massage, oui. On ne doit jamais masser un membre atteint de phlébite rhumatismale, goutteuse ou variqueuse, pas plus qu'on ne doit masser un membre atteint de varices.

A l'effleurage, non. Même dans les phlébites ou péri-phlébites goutteuses et rhumatismales qui procèdent, en général, par poussées multiples et successives envahissant les différents segments d'une veine ou les réseaux superficiels et profonds d'un membre; même dans la phlébite variqueuse, l'effleurage est inoffensif et donne d'excellents résultats, à la condition d'être pratiqué par un main sûre et expérimentée.

TABLE DES MATIÈRES

Imprimerie JEAN GAINCHE, 15, rue de Verneuil, Paris.

221

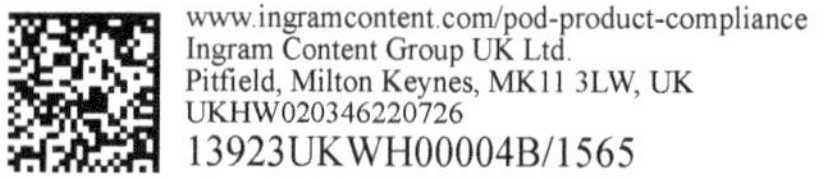
www.ingramcontent.com/pod-product-compliance
Ingram Content Group UK Ltd.
Pitfield, Milton Keynes, MK11 3LW, UK
UKHW020346220726
13923UKWH00004B/1565

9 782019 269722